W0226531

DR. MED. MARIANNE KOCH
WERNER BUCHBERGER

Füße

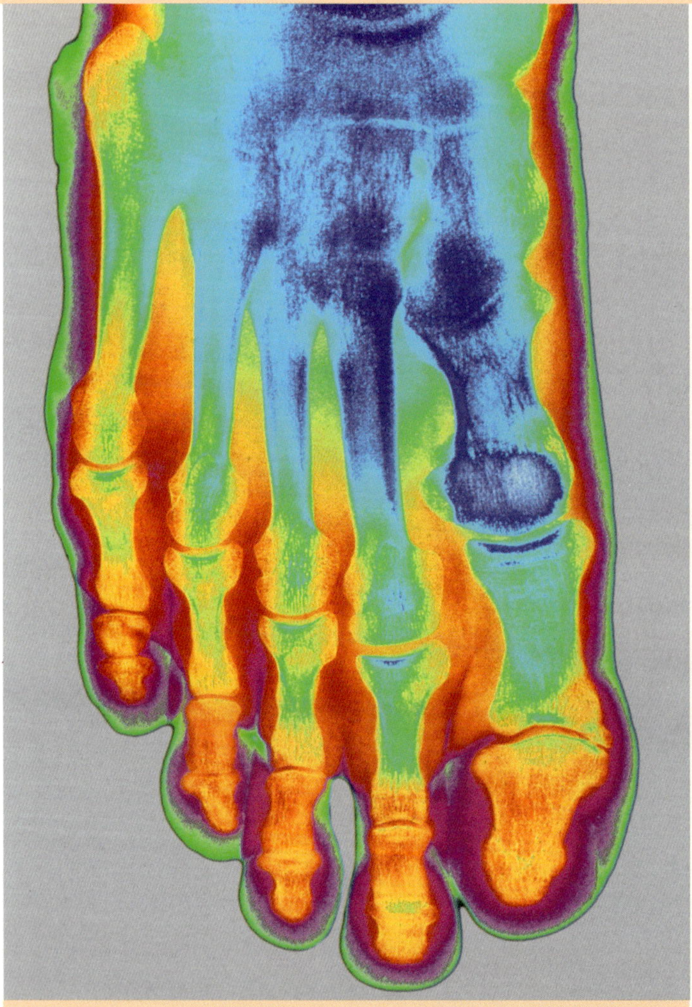

DIE AUTOREN

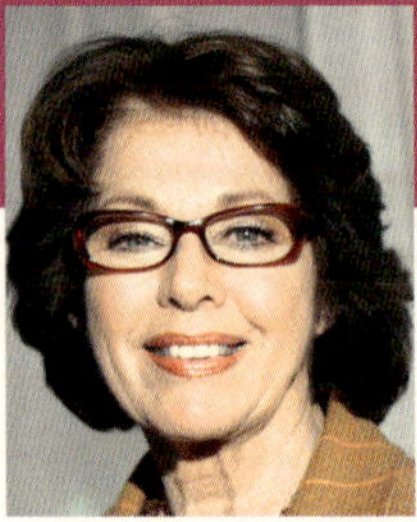

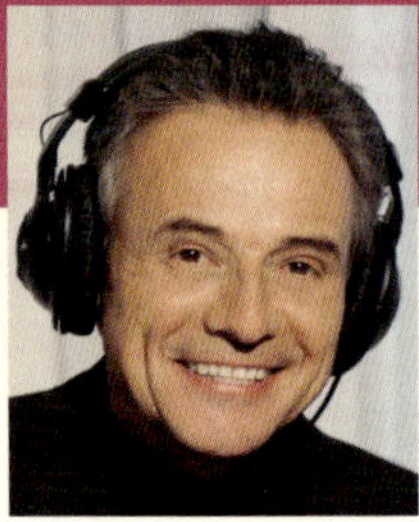

Dr. Marianne Koch nahm nach einer langen und erfolgreichen Filmkarriere ihr Medizinstudium wieder auf und arbeitete bis 1997 als Internistin in ihrer eigenen Praxis. Anschließend begann sie eine neue Tätigkeit als Medizinjournalistin. Mit ihren Fachbüchern (»Mein Gesundheitsbuch«, »Körperintelligenz« sowie »Die Gesundheit unserer Kinder«) und ihren Auftritten in Fernsehen und Hörfunk vermittelt sie seither medizinisches Wissen in einer bildhaften, für jedermann verständlichen Sprache. Im Jahr 2001 begann Marianne Koch im Bayerischen Rundfunk zusammen mit dem kongenialen Moderator Werner Buchberger die wöchentliche Hörfunk-Sendung »Gesundheitsgespräch«. Sie ist bis heute überaus populär. Jetzt erscheint sie auch als Buchserie.

Werner Buchberger arbeitet seit 28 Jahren für den Bayerischen Rundfunk und ist Leiter des Gesundheitsressorts. Als Moderator und Redakteur hat er mit Frau Dr. Koch die wöchentliche Hörfunksendung »Gesundheitsgespräch« entwickelt, die seit acht Jahren sehr erfolgreich auf Bayern 2 läuft. Sein Anliegen besteht darin, den Menschen eine Orientierungshilfe im Informationsdschungel der modernen Medizin zu bieten. Diesen Ansatz sieht er im »Gesundheitsgespräch« verwirklicht.

Zehntausend Schritte sollen wir täglich machen, raten uns die Ärzte. Selbst wenn es nur halb so viele sind, bedeutet das, dass wir im Lauf eines 75 Jahre währenden Lebens – rechnen Sie mit! – 273 Millionen 750 Tausend Schritte machen. Und das alles auf unseren zierlichen Füßen. Sie gehören damit zu den am meisten belasteten Teilen des Körpers – und leider auch zu den am meisten vernachlässigten. Was Sie tun können, um ein Leben lang »gut zu Fuß« zu sein, lesen Sie auf den folgenden Seiten.

Dr. med. Marianne Koch, Werner Buchberger

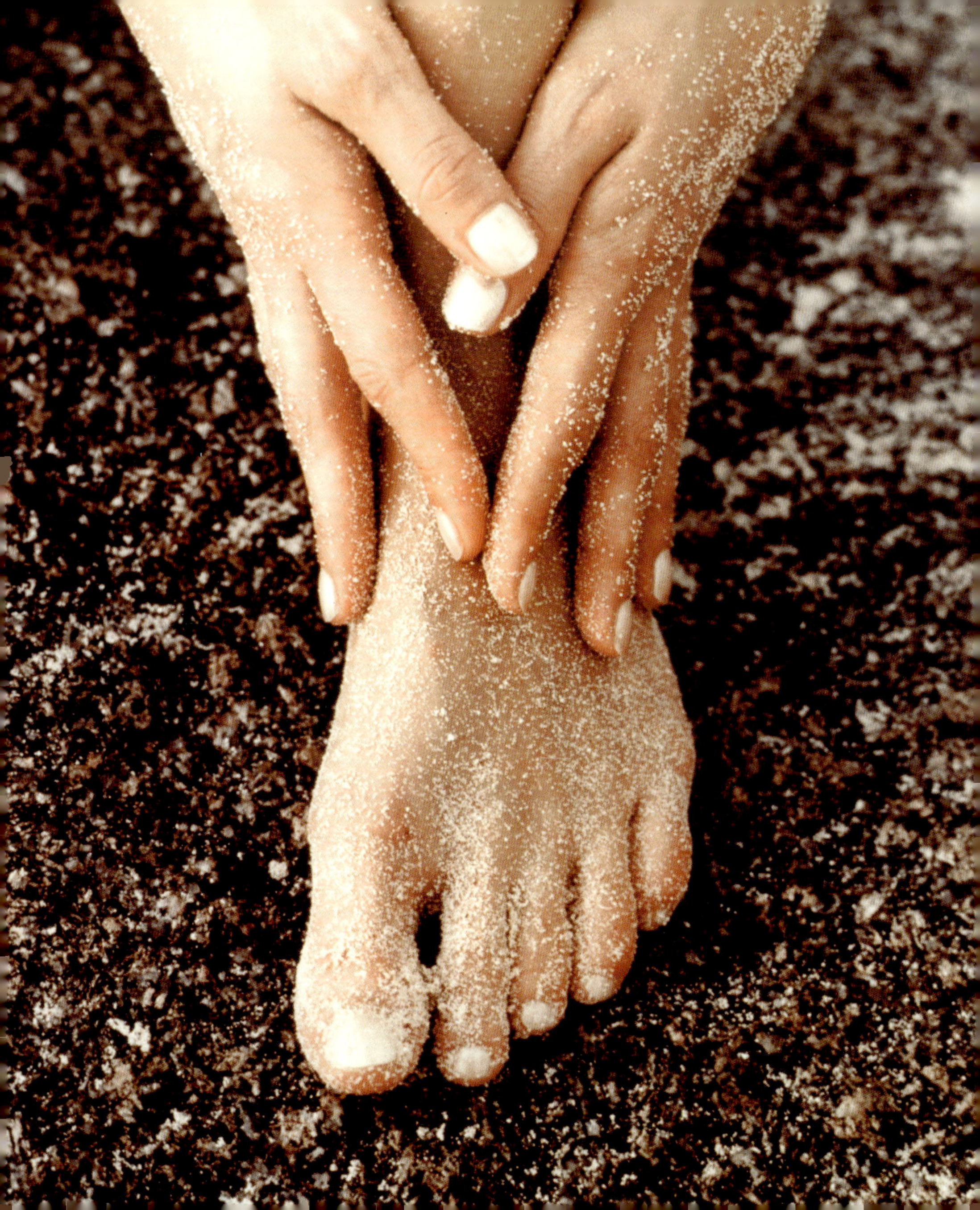

Gesunde Füße – schöne Füße

Unser Thema im Gesundheitsgespräch:

Die Füße, ihre Belastungen, ihre Krankheiten.

Werner Buchberger: Frau Dr. Koch, der Durchschnittsfuß des modernen Menschen ist dem modernen Lebensstil nicht mehr gewachsen. Übergewicht, Bewegungsmangel, Fehlbelastung machen ihm schwer zu schaffen – bis er durch Schmerzen auf sich aufmerksam macht. **Dr. Marianne Koch:** Es ist leider so, dass der Fuß ein von vielen Patienten, aber auch von vielen Ärzten vernachlässigter Körperteil ist. Man kümmert sich viel mehr um Herz, Blutgefäße, Bauch und andere Teile des Skeletts wie Wirbelsäule, Hüft- und Kniegelenke. Aber die Füße vernachlässigt man und denkt gar nicht daran, welch wichtiger, komplexer, interessanter Teil unseres Körpers sie sind.

Der gesunde Fuß: feste Sohle, gerade Zehen, kräftiges Fußgewölbe.

Wie sieht denn der gepflegte Fuß aus? Der ideale Fuß hat keine Druckstellen, eine feste Sohle, aber ohne dicke Hornhautablagerungen, gerade Zehen, keinen »Ballen« und ein kräftiges Fußgewölbe, das dafür sorgt, dass der Fuß weder in der Längs- noch in der Querachse absinkt.

Frau Dr. Koch, könnten Sie das Wunderwerk Füße einmal beschreiben? Damit jeder das komplexe Zusammenspiel erkennen kann, das bei jedem Schritt vollbracht wird. Kann man dieses Fußgewölbe als »normaler Mensch«, der die Füße auch viel benützt, bis ins hohe Alter bewahren und damit auch die Füße funktionsfähig erhalten? Das kann man sicher. Bei Völkern, die sehr viel barfuß laufen, ist das Absinken des Fußgewölbes nicht so häufig. Weil die Muskulatur, die zusammen mit den Sehnen das Fußgewölbe hält, sehr viel besser funktioniert. Füße sind, wie gesagt, etwas sehr Kompliziertes. Es gibt 26 Knochen am Fuß. Und es gibt 27 Gelenke und dann noch das Sprunggelenk, dazu die 32 Muskeln, plus die vielen Sehnen, Bänder und natürlich die Nerven und Gefäße. Das Zusammenspiel der Knochen und Gelenke, das bei jedem Schritt in Gang gesetzt wird, ist erstaunlich. Eigentlich verwunderlich, dass nicht mehr passiert mit den Füßen – außer, dass man das Gewölbe eben sehr häufig durchtritt. Vor allem bei Übergewicht oder wenn man falsches Schuhwerk trägt. Gerade bei Frauen bildet sich dann häufig dieser Ballen, der so genannte Hallux valgus, der teilweise sehr ausgeprägt und schmerzhaft sein kann, der Schwielen und so genannte Hammerzehen verursacht. Hier gibt es übrigens neue Operationsmethoden *(siehe Seite 36)*, die sicherer sind als die früheren.

Barfußlaufen stärkt das Fußgewölbe.

Der Fuß ist, wie gesagt, ein kompliziertes Gebilde. Und inzwischen sind die Ärzte dahinter gekommen, dass es nicht nur Handchirurgen geben muss – weil die Hände eben sehr viel Feingefühl erfordern –, sondern dass man auch bei Fußoperationen zu einem Spezialisten gehen sollte. Sonst sind die Operationsergebnisse nicht so, wie sie sein könnten. Füße sind ja auch ein ehemaliges Greiforgan. Richtig. Und wir können nur staunen, wenn wir Menschen sehen, die meist infolge einer Schädigung durch Contergan keine oder nur winzige Arme besitzen. Sie haben ihre Füße so intensiv trainiert, dass sie zu außerordentlich geschickten Greiforganen geworden sind. So können sie mit ihnen Gläser hochnehmen, schreiben, zeichnen oder sogar Holz hacken oder mit einer Spezialausrüstung selbstständig Auto fahren. Die Feinmotorik ist also möglich, auch wenn wir sie normalerweise nicht nutzen.

Hohe Absätze überlasten den Vorfuß. Die Folge: Schwielen und Ballen.

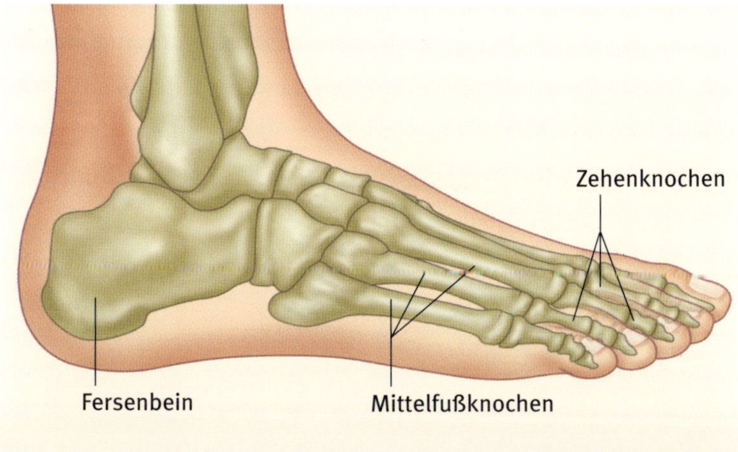

Das Fußskelett besteht aus 26 Knochen und 27 Gelenken.

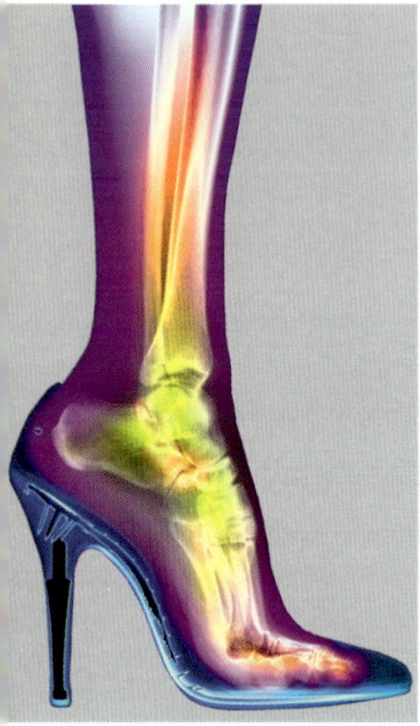

Hohe Absätze: Schick, aber leider schädlich.

Wir haben von eingeengten Füßen gesprochen. Frau Dr. Koch, Stichwort Mode: Frauen leiden auch gerne mal für die Schönheit. Wie viel Stöckelschuh verträgt ein Frauenfuß?

Komischerweise geht man darin gar nicht so schlecht. Es ist eher eine Gewohnheitssache. Es kommt vor allem darauf an, dass der Schuh trotz seiner verrückten äußeren Form innen ein einigermaßen stimmiges Fußbett hat. Das schaffen nur die guten und leider meist sehr teuren Firmen. Aber Sie haben selbstverständlich recht: Auf Dauer ist das Gehen mit diesen modischen Schuhformen schlecht für die Statik und für die Gesundheit der Füße. Normalerweise ruhen etwa 90 Prozent des Körpergewichts auf der Ferse und nur 10 Prozent auf Ballen und Zehen. Bei hohen Absätzen verlagert sich das ganze Gewicht nach vorn und die Zehen werden in ihren Grundgelenken stark abgeknickt. Mögliche Folgen: Spreizfuß und eventuell Hallux valgus *(siehe Seite 32)*.

Eigentlich sollte ein Schuh relativ breit sein, vor allem auch im Bereich der Zehen. Aber Sie wissen ja: Schönheit geht oft vor Vernunft. Und ich nehme mich da gar nicht aus ...

Wir haben zu diesem Thema auch eine ganz junge Gesprächspartnerin. Hallo, Miriam, du bist erst elf Jahre alt und hast schon Probleme mit den Füßen?

Nein, eigentlich nicht. Aber ich habe eine Frage. Meine Eltern wollen nicht, dass ich im Sommer mit Flip-Flops herumlaufe und damit in die Schule gehe. Das sind aber meine Lieblingsschuhe. Stimmt es, dass sie schädlich sind? Direkt schädlich vielleicht nicht. Aber sie geben eben sehr wenig Halt und bieten meist kein richtiges Fußbett. Das heißt, man schlittert in ihnen ziemlich herum. Dadurch entspricht das Tragen von Flip-Flops auch nicht dem Barfußlaufen. Für Schulsport sind sie jedenfalls absolut ungeeignet. Aber da hast du ja sicher richtige Sportschuhe, die dir festen Halt geben. Sonst, denke ich, kannst du an den warmen Tagen ruhig damit herumlaufen.

Im alten chinesischen Kaiserreich hätten sich viele Mädchen wahrscheinlich ganz besonders über Flip-Flops gefreut, das wäre für sie die große Freiheit gewesen. Denn damals hat man jungen Mädchen die Füße oft so straff eingebunden, dass sie völlig deformiert und verkrüppelt wurden und die Mädchen als erwachsene Frauen nur mehr humpeln konnten. Weiß man, was man mit dieser grausamen Prozedur bezweckte? Manche sagen, der langsame Gang hätte signalisiert, dass hier eine vornehme Dame geht. Es heißt aber auch, durch die besondere Art zu gehen, beziehungsweise zu humpeln, wäre die Muskulatur der Sexualorgane besonders kräftig geworden … Wie auch immer, diese Verstümmelungen – beschönigend als Lotusfüße bezeichnet – sind gottlob längst verboten worden.

Selten hat die Schuhmode anatomischen Bedürfnissen entsprochen.

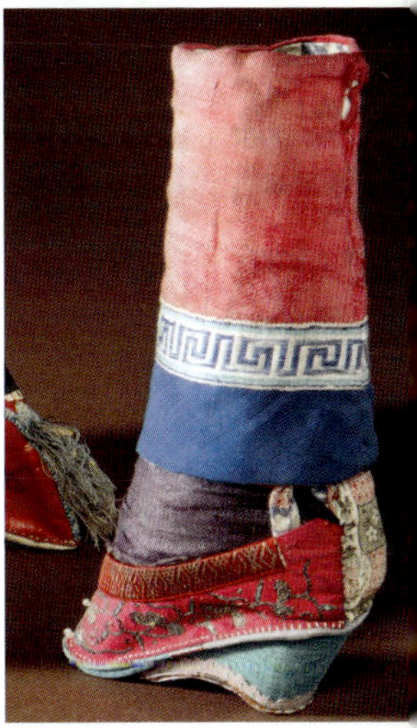

Senk-, Platt- und Spreizfüße – ständig überlastet

Wenn mit den Füßen etwas nicht stimmt, setzt sich das durch die Statik des gesamten Körpers fort, und dann stimmt es auch mit anderen Dingen im Körper nicht mehr. Das bedingt sich alles gegenseitig. Der aufrechte Gang ist an sich schon ziemlich heikel. Das sieht man an den vielen Rückenproblemen. Aber in dem Moment, wo der Fuß nicht mehr richtig belastet wird, breitet sich diese falsche Statik weiter aus in Richtung Knie- und Hüftgelenke. Das gilt andersherum natürlich auch. Wenn ein Knie nicht mehr in Ordnung ist, eine Schiefstellung oder Arthrose vorliegt, dann erfassen diese Fehlbelastungen auch das Sprunggelenk und den gesamten Fuß. Dazu kommt, dass der moderne Mensch eine viel zu schwache Fußmuskulatur hat. Das fängt schon bei den Kindern an, die nicht mehr richtig herumtollen. Früher haben Kinder sogar barfuß Fußball gespielt – was zwar auch nicht immer das Ideale war. Aber unser Schuhwerk ist heute so konstruiert, dass es mehr schützt, als dass es den Fuß dazu bringt, die Muskulatur richtig zu bewegen.

Fehlbelastungen stören die gesamte Körperstatik.

Und was kann man dagegen tun? Man kann die Fußmuskulatur trainieren. Gerade die kurzen Fußmuskeln. Man kann stabilisieren, koordinieren, einfach lernen: Wo spanne ich an, wie muss ich den Fuß richtig belasten, damit keine Schäden entstehen und die Fußmuskulatur richtig arbeiten kann.

Die Füße sind also ein Körperteil, der eine ziemliche Herausforderung bietet. Sie sagen, die Füße sind heutzutage nicht mehr ausreichend trainiert. Was wäre denn eine klassische Übung zur Stärkung der Füße?

Wer viel stehen muss, braucht Schuhe mit anatomisch geformtem Fußbett.

RAT: Holzpantinen machen starke Füße

Das Laufen in leichten und fußgerechten Gesundheits-Holzschuhen, die an der Ferse offen sind, hat sich als ausgesprochen günstig für die Fußmuskulatur erwiesen. Die relativ weiche, meist aus Balsaholz geformte Sohle federt genügend, und man ist gezwungen, ununterbrochen die Zehen zu bewegen, damit man den Schuh nicht verliert. Das ist ganz nebenbei auch noch gut für die Venen.

Ich laufe zu Hause jedenfalls immer damit herum – ein wunderbarer Ausgleich, wenn man viel unterwegs ist und häufig hohe Absätze trägt. Sie bekommen diese Schuhe in jedem gut sortierten Sanitätsfachgeschäft.

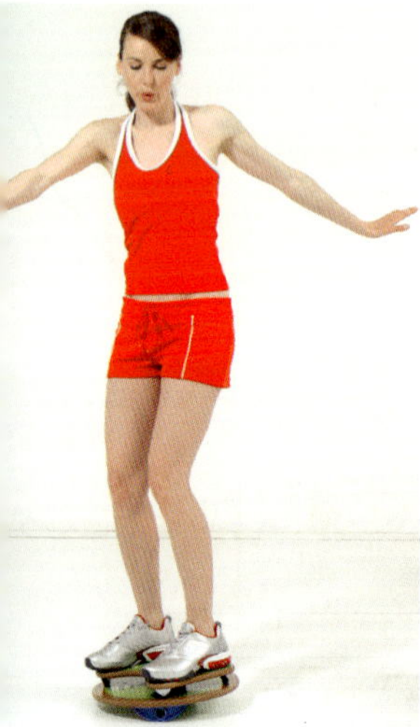

Kräftigt Füße und Gleichgewichtssinn: Das Posteromed.

Ganz generell ist Barfußlaufen ein gutes Training für die Füße. Vor allem im Sommer können Sie allein durch häufiges Barfußlaufen auf abwechslungsreichem, überwiegend natürlichem Boden eine gute Grundlage an Kraft, Beweglichkeit und Geschicklichkeit schaffen. Wenn Sie aber konkret üben wollen, fangen Sie am besten mit der so genannten Drei-Punkte-Belastung an. Das können Sie auch im Sitzen machen. Dabei legt man die Belastung auf die Ferse, auf den großen Zehenballen und den kleinen Zehenballen. Dann zieht man die Zehen nach oben und merkt dabei sofort, dass die untere Fußmuskulatur arbeiten muss. Man trainiert mit dieser Belastung den kurzen Fuß, um damit das Fuß-Längsgewölbe aufzurichten.
Also: Sie ziehen die Zehen nach oben, lassen dabei aber Ferse, Großzehen- und Kleinzehenballen am Boden. Die Belastung sollte auf diesen drei Punkten gleichmäßig verteilt sein. Während ich die Zehen hochziehe und mir vorstelle, dass ich die Ferse und den Groß- und Kleinzehenballen noch ein Stückchen näher zueinander bringe, arbeiten dort die Muskeln. Ganz schön anstrengend, nicht wahr?

Sollte man diese Übung, die Sie uns erklärt haben, jeden Tag machen? So oft wie möglich!

Was ist ein »Posteromed«? Ein Wackelbrett – Sie können es für die tägliche Fitnesseinheit verwenden. »Postero« kommt vom englischen »Posture« und bedeutet »Haltung«. Man

WISSEN: Gute Schuhe für Kinderfüße

Kinderfüße wachsen monatlich bis zu zwei Millimeter! Das bedeutet zwei bis drei Schuhgrößen pro Jahr. Man darf Kinderschuhe daher auf keinen Fall zu klein kaufen – aber auch nicht zu groß, weil sonst der nötige Halt fehlt.

Der kindliche Fuß verbreitert sich von der schmalsten Stelle an der Ferse nach vorn hin bis zu den Zehen sehr stark. Das bedeutet, dass Schuhe für kleine Kinder eigentlich vorn deutlich breiter sein müssten als hinten. Meist ist dies nicht der Fall. So werden bereits die Kinderfüße eingezwängt und verformt (Bild links). Um zu testen, ob das Fußgewölbe Ihrer Kinder in Ordnung ist brauchen Sie lediglich ihre Fußsohlen mit dunkler Kreide anzumalen und sie danach auf weißes Papier treten zu lassen. Achten Sie beim Schuhkauf vor allem darauf, dass der Fuß zwar seitlichen Halt hat, aber dass die Zehen ohne Druck nebeneinander liegen können (Bild rechts)!

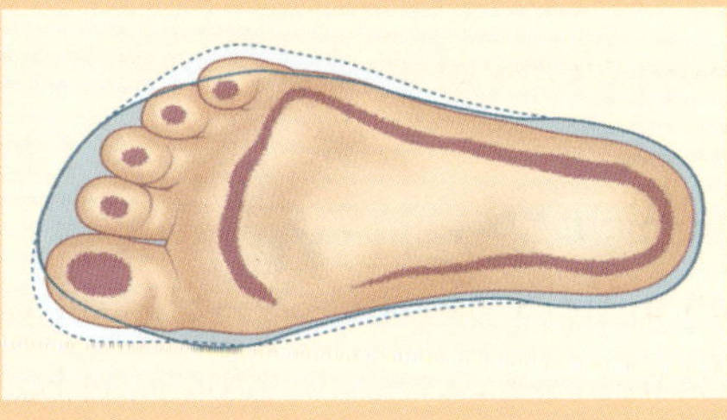

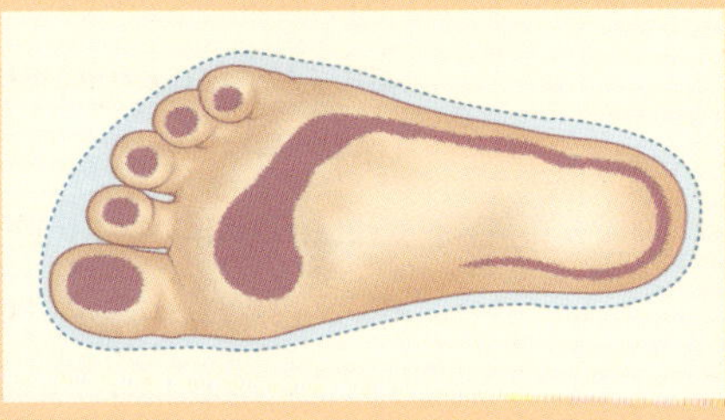

muss versuchen, auf diesem Wackelding sein Gleichgewicht zu halten. Das schafft man nur, wenn man ständig ausbalanciert, also auch seine Fußmuskeln bewegt und koordiniert. Das macht Spaß und ist ganz allgemein eine gute Übung. **Die Deutschen sind ja alles andere als leichtfüßig. Rund die Hälfte von ihnen leidet an Spreiz-, Knick-, Platt- oder Hohlfüßen. Wie sieht es damit bei den Kindern aus? Können wir da eine gewisse Vorsorge durchführen?** Leider sind oft auch schon Kinderfüße deformiert. Sehr häufig betrifft das übergewichtige Kinder, die einfach platt auf dem Boden stehen und deren Fußgewölbe in der Längsrichtung (dann ist es ein Senkfuß) oder in der Querrichtung (dann ist es ein Spreizfuß) eingesunken ist. Auch kombinierte Senk-Spreizfüße gibt es. Traurig ist, dass Kinderfüße schon mit zehn oder elf Jahren solche Veränderungen aufweisen und dass die Betroffenen überhaupt kein Gefühl mehr dafür haben, wie sie den Fuß belasten sollen. Das bedeutet, dass ihre Muskulatur viel zu schwach ist und ohne Behandlung auch schwach bleiben wird. Es sei denn, sie werden sportlich aktiv. **Oft fehlt aber das Bewusstsein der Eltern für diese Probleme.** Das ist sicher richtig. Deswegen ist es auch so wichtig, dass sich Kindergärten und Schulen um so wichtige Themen wie Bewegung, Ernährung und Gesundheit kümmern. Zum Glück gibt es in dieser Richtung schon einige gute Impulse.

Schlechte Schuhe belasten Kinderfüße

Hühneraugen und Hornhaut – so werden Sie sie los!

Frau Dr. Koch, manchmal hat man das Gefühl, ein gequälter Fuß schreit förmlich nach Hilfe. Und oft kommt die Qual von einem Hühnerauge. Was sind Hühneraugen eigentlich genau? Hühneraugen sind Ansammlungen von verhornten Hautzellen, die sich durch Druck gebildet haben. Wenn sie auf das umliegende Gewebe drücken, vor allem in der Tiefe auf den Knochen, können sie scheußlich wehtun und Entzündungen verursachen.

Wie wird man Hühneraugen wieder los? Am besten ist es, man verhindert sie, indem man Schuhe trägt, in denen der Fuß gut Platz hat. Aber wenn sie einmal da sind, kann man sie meist selbst mithilfe von Spezialpflastern, die Salicylsäure enthalten, aufweichen und dann vorsichtig entfernen. Wichtig: Es sollte dabei nicht bluten! Auch muss man die Instrumente, die man benutzt, sowie die betroffene Hautpartie vorher gründlich desinfizieren. Diejenigen, die nicht geschickt oder gelenkig genug sind, und alle Diabetiker sollten Hühneraugen nur bei der medizinischen Fußpflege entfernen lassen.

Mit Salicylsäure rücken Sie Hühneraugen zu Leibe.

Es gibt übrigens auch kleine Druckschutzpolster, die das Hühnerauge entlasten und dadurch Schmerzen lindern. Sie können diese Pflaster auch verwenden, um die Bildung eines neuen Hühnerauges zu verhindern.

Damit sind wir bei einem Thema, von dem viele Menschen betroffen sind. Hier eine Frage, die vielleicht alle interessiert. Frau M., Sie haben starke Hornhaut an der Ferse?

WISSEN: Fehlbelastungen erkennen

Es gibt viele sehr gute Orthopäden, die auf einen Blick sehen, was mit einem Fuß los ist. Aber nicht immer ist es leicht, so einen Arzt zu finden. Zum Glück gibt es technische Hilfsmittel, mit denen die richtige oder falsche Druckverteilung dargestellt werden kann. Jede orthopädische Praxis hält zu diesem Zweck hauchdünne Einlagen mit kleinen Sensoren bereit, die anzeigen, wie sich das Gewicht verteilt.

Manchmal wird die Gewichtsverteilung auch mittels Pedographie untersucht. Mit diesem Verfahren kann man die Belastung genau aufzeichnen. Der Arzt oder Orthopädietechniker, der die entsprechenden Einlagen oder Veränderung der Schuhe macht, sieht so, welche Partien der Fußsohle er entlasten muss und wo er stärker belasten kann.

Eine peinliche Sache. Aber wenn ich heute Gelegenheit habe, dann traue ich mich einfach zu fragen. Ich habe Hornhaut an der Ferse, und zwar eigentlich nur an der einen. Deshalb nehme ich seit eineinhalb Jahren Hornhautbalsam, den man zweimal täglich einreiben muss. Ich war auch bereits bei der Fußpflege, bei der die Hornhaut dann abgeschliffen wurde. Aber ich habe den Eindruck, dass die Hornhaut nach dem Abschleifen noch schneller und härter wieder aufgetaucht ist.

Fehlbelastung kann Hornhautbildung verursachen.

Wenn nur an einer Ferse vermehrt Hornhaut gebildet wird, dann heißt das, dass dieser Fuß fehlbelastet wird. Im Gegensatz zu vielen anderen Menschen haben Sie offensichtlich keine grundsätzliche Veranlagung zur Hautverhornung. Daher stimmt wahrscheinlich etwas mit der Statik Ihres Bewegungsapparates nicht. Denn Hornhaut entsteht da, wo das Gewicht besonders stark drückt. Ihr erster Weg wäre daher der zum Orthopäden.

Er müsste feststellen können, wie Sie diesen Fuß belasten und wo der Fehler liegt. Vielleicht haben Sie auch einen leichten Knickfuß der besonders die Ferse belastet. Wenn das bei ihnen der Fall ist, kann der Orthopädietechniker Einlagen zur Entlastung der Ferse anfertigen. Noch eine kleine Empfehlung für den Fall, dass der Fußbalsam bei Ihnen nicht ausreicht, um die Fußsohle weich und geschmeidig zu halten: In der Apotheke bekommen Sie Melkfett. Das hilft bei regelmäßiger Anwendung sehr gut gegen Verhornungen.

Ein bisschen Hornhaut hat jeder. Und muss man auch haben, um barfuß laufen zu können, weil die Haut sonst zu sehr schmerzen würde. Auf der Fußunterseite sind viele Nerven; man braucht ein solches Polster. Bei Ihnen ist auffällig, dass die starke Verhornung nur an einer Ferse auftritt und dass sie Ihnen wehtut. Es bilden sich leicht diese so genannten Rhagaden (Risse), und die sind sehr schmerzhaft.

Das habe ich! Einen tiefen Riss und ein weiterer ist dazu gekommen. Ich habe den Eindruck, der tiefe rechts ist das, was manchmal brennt.

Durch medizinische Fußpflege heilen Hornhautrisse schneller.

Darf ich Ihnen eine direkte Empfehlung geben? Der erste Weg ist zu einer medizinischen Fußpflege, damit möglichst viel von der dicken Hornhaut entfernt wird und diese Risse leichter heilen. Und der zweite Weg ist der zum Orthopäden oder zum Orthopädietechniker. Dort gibt es sehr gute Vermessungsmöglichkeiten, um zu erkennen, was an dem Fuß nicht stimmt und wie mit entsprechenden Mitteln die Fehlbelastung ausgeglichen werden kann.

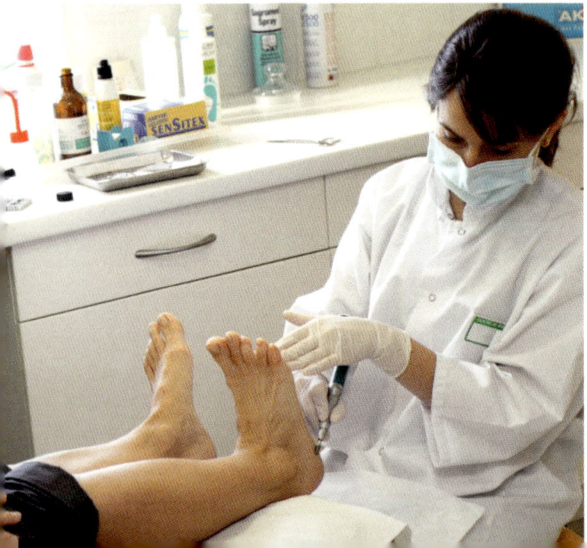

Geschwollene Füße – was steckt dahinter?

Viele Leute klagen über geschwollene Füße. Was dahintersteckt, ist nicht immer leicht zu erkennen. Frau S., können Sie uns Ihre Beschwerden schildern?

Ich habe ein großes Problem mit den Beinen. Meine Füße sind unten rot, stechen und im Sommer werden sie ziemlich dick. Teilweise sehen die Ödeme auch bläulich aus. Zuhause habe ich eine Fußbodenheizung – das ist wahrscheinlich eher schlecht. Ich ziehe aber Stützstrümpfe an.

Wenn ich noch einmal kurz zusammenfassen darf: Sie haben, ohne dass Sie besonders lange stehen oder die Füße herunterhängen lassen, rote, geschwollene Beine. Sind das nur die Füße oder auch die Unterschenkel?

Meist sind es nur die Füße. Die Unterschenkel schwellen erst an, wenn es wärmer wird. Im Sommer ist es dann meist ganz schlimm.

Venenprobleme können zu Stauungen in den Beinen führen.

Haben Sie Venenprobleme? Denn häufig liegt hier die Ursache geschwollener Beine. Wenn der Rücktransport des Blutes zum Herzen nicht richtig funktioniert, sammelt sich zu viel

Flüssigkeit im Gewebe. Dadurch entsteht eine Schwellung.

Das ist alles kontrolliert worden. Auch durch eine Kontrastmitteluntersuchung: Alles in Ordnung.

Dann nehme ich an, dass auch Leber und Niere untersucht wurden und keine Herzschwäche vorhanden ist, die, wie Sie wissen, auch Ödeme der Beine verursachen kann. Die nächste Frage lautet dann immer: Sind die Lymphgefäße einmal untersucht worden? Das wäre wichtig, wenn auch die Unterschenkel geschwollen sind. Man kann eine so genannte Lymphographie machen. Mit dieser Untersuchung erkennt man, ob der Lymphabfluss in Ordnung ist. Es gibt manchmal angeborene Fehler der Lymphgefäße, die dazu führen können, dass es ähnlich wie bei einer Venenerkrankung zu Stauungen kommt. Aber noch eine andere Frage, wenn die Beine so blau sind: Haben Sie sich die Füße einmal erfroren?

Eine Abflussbehinderung in den Lymphgefäßen kann dicke Beine verursachen.

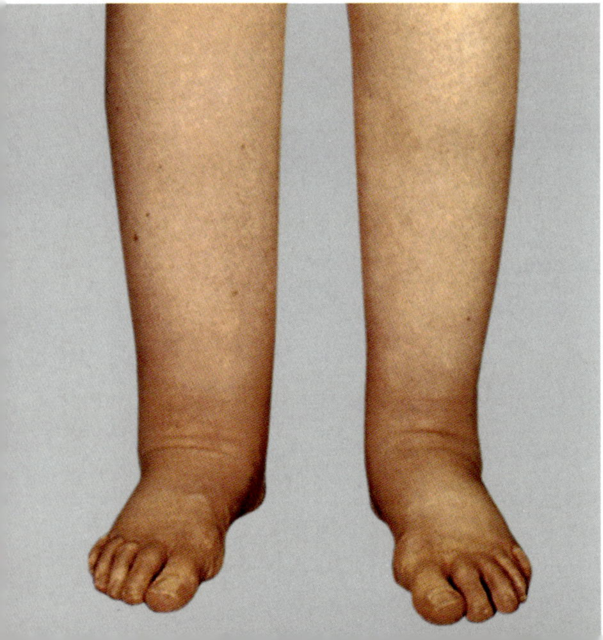

Nein, nicht bewusst. Sie sind schon manchmal kalt beim Skilanglaufen. Übrigens werden auch meine Handinnenflächen ganz rot.

Das ist normal. Bei Kälte werden Hände und Füße oft rot. Es gibt allerdings auch Fälle, in denen rote Hand- und Fußinnenflächen vererbt sind, ohne dass das ein krankhafter Zustand ist.

☎ *Also, Erfrierungen sind mir nicht bekannt. Aber ich hatte vor sechs Jahren eine Blutvergiftung im Bereich der Zähne. Kann das etwas damit zu tun haben?*

Ich glaube, das hat damit nichts zu tun. Bitten Sie doch Ihren Arzt einmal den Lymphabfluss zu kontrollieren. Und noch einmal zu prüfen, dass Ihr Herz gesund ist.

☎ *Auf Lymphgefäße ist noch niemand gekommen.*

Ich weiß auch nicht sicher, ob es bei Ihnen daran liegt, aber zumindest muss man es ausschließen. Alles Gute für Sie!

WISSEN: Das Lymphsystem

Neben den beiden Arten von Blutgefäßen – den Arterien und Venen – gibt es noch ein drittes System von Röhren, das sich durch den ganzen Körper zieht: das System der Lymphgefäße. Sie entwässern das Gewebe, helfen bei der Entschlackung und stehen ganz im Dienst der Immunabwehr. Die Lymphstraßen, die durch den ganzen Körper laufen, passieren in kurzen Abständen Kontrollstationen – die Lymphknoten –, an denen schädliche Stoffe und Krankheitserreger abgefangen werden.

Diabetes – ein gefährlicher Feind der Füße

Die schlimmsten Feinde der Füße: Übergewicht und Diabetes!

Woran liegt es, dass die Leute zunehmend Probleme mit ihren Füßen haben? Probleme mit den Füßen sind einmal bedingt durch die Tatsache, dass wir älter werden, die Füße müssen deshalb »länger halten«. Wir tragen keineswegs immer das richtige Schuhwerk und wir gehen zu wenig barfuß. Hinzu kommt, dass ein Großteil der Bevölkerung übergewichtig ist. Die Füße müssen also nicht nur das Normalgewicht tragen – was ja ohnehin schon viel wäre – sondern auch noch die zusätzlichen Kilos. Und natürlich bekommen immer mehr Menschen Diabetes, häufig alters- und gewichtsbedingt. Diabetes aber gefährdet die Füße.

Das macht sich auch bei den Füßen bemerkbar? Und wie! Und zwar aus folgendem Grund: Bei fast jeder Zuckerkrankheit, die nicht ganz ideal eingestellt ist, werden im Lauf der Zeit die Nerven und Blutgefäße im Fußbereich geschädigt. Dann liegt eine so genannte Neuropathie vor. Das ist eine Erkrankung der peripheren Nerven, also der Nerven, die vom Körperzentrum entfernt sind. Häufig beginnt die Störung an den Großzehen und breitet sich »strumpfförmig« nach oben aus. Sie führt dazu, dass die Empfindsamkeit gestört wird. Das bedeutet, dass die Betroffenen kein richtiges Gefühl mehr in den Füßen haben und nicht spüren, wenn sie zum Beispiel einen kleinen Riss in der Ferse, einen Stein im Schuh oder eine Blase an der Zehe haben. Solche kleinen Verletzungen heilen aber durch die Durchblutungsstörungen viel schlechter und infizieren sich auch sehr leicht. Gerade die diabetischen Fußprobleme müssen aber äußerst ernst genommen werden, weil es dabei immer noch zu vielen Amputationen kommt. Denn zu einem bestimmten Zeitpunkt ist die Durchblutung des Fußes dann so schlecht, dass Wunden nicht mehr heilen, dass das Gewebe abstirbt und der Fuß oder sogar der Unterschenkel amputiert werden muss – eine Tragödie, die fast immer verhindert werden könnte! Diabetiker sollten deshalb ihre Füße regelmäßig mit einem langstieligen Spiegel kontrollieren *(siehe Bild rechts)*.

Sie haben ja die neuesten Zahlen: Bis zu 50 000 Amputationen pro Jahr in Deutschland. Und man sagt voraus, dass sie etwa um 10 Prozent pro Jahr zunehmen werden, eben in dem gleichen Maße, in dem mehr Menschen an Diabetes erkranken.

Vorsicht bei Gefühlsstörungen in den Füßen: Verletzungsgefahr!

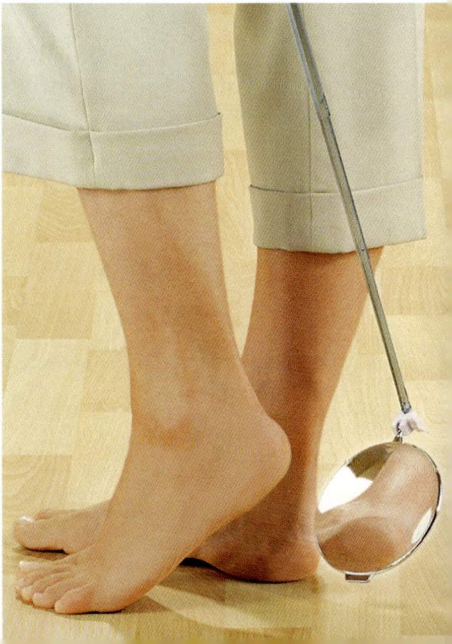

Nervenschmerzen – mögliche Ursachen

Nervenschmerzen in den Beinen sind häufige Begleiterscheinungen bei Diabetes

Nervenschmerzen in den Füßen und Beinen können sehr unangenehm sein. Eine der häufigsten Ursachen dafür ist Diabetes. Einen echten Behandlungserfolg erreicht man dann nur durch eine optimale Zuckereinstellung. Diabetes kann also eine Ursache von Nervenschmerzen in den Beinen sein. Frau H. dagegen hat noch nicht herausgefunden, woran ihre Schmerzen liegen könnten. Frau H., schildern Sie doch einmal Ihr Problem.

Leider ist es sehr schwer zu erklären. Es begann mit Rückenproblemen, die vom Orthopäden behandelt wurden, und plötzlich hat sich die Problematik schlagartig verändert. Es fing an mit Schmerzen am ganzen Rücken, die in die gesamte hintere Körperhälfte ausstrahlten, so dass mir vom Hals bis zu den Zehen alles wehtat. Ich konnte nicht mehr auftreten. Eigentlich tat mir der ganze Körper hinten weh.

Sie sind also ein lebender Beweis dafür, dass bei einer Fehlstellung – bei Ihnen war es offensichtlich die Wirbelsäule – der ganze Körper betroffen sein kann.

Irgendwann sind die Ärzte aber darauf gekommen, dass es sich nicht nur um ein orthopädisches Problem handeln kann. Mir wurde Blut abgenommen und dabei Borreliose festgestellt. Zur Behandlung wurden mir Antibiotika verordnet. Ich konnte während dieser Zeit so gut wie nicht mehr laufen. Und auch fast nicht mehr sitzen. Wenn der Titer im Blut erhöht ist, heißt es meist sehr schnell: »Sie haben Borreliose.« Allerdings haben viele von uns Antikörper gegen Borrelien im Blut, ohne dass sie erkrankt sind. Der Körper hat sich eben mit den Erregern auseinandergesetzt und Munition dagegen gebildet. Das sind die Antikörper, die man bei einer Blutuntersuchung messen kann. Von einer tatsächlichen Erkrankung spricht man allerdings nur dann, wenn sich diese Blutwerte verän-

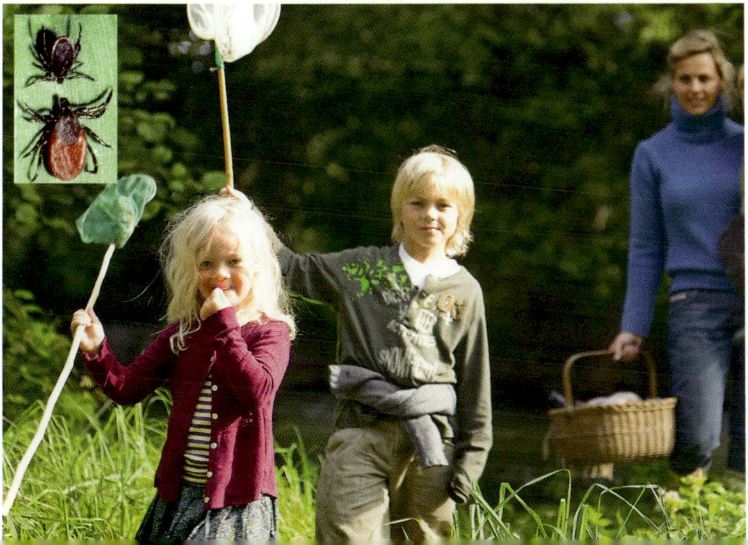

Zecken können Borreliose übertragen.

dern und zum Beispiel ansteigen. Aber selbstverständlich kann eine unbehandelte Borreliose später auch Entzündungen an mehreren Gelenken und an den Muskeln verursachen, wenn sie nicht im ersten Stadium behandelt worden ist. Hat man Ihnen darüber mehr gesagt?

Es hieß nur, ich könnte Borreliose haben, aber sie schläft wohl. Ich bekam Antibiotika, und es ging mir besser. Ich konnte mich wieder etwas besser bewegen, aber latent sind diese Nervenschmerzen immer noch da. Ganz schlimm spüre ich sie in den Füßen.

Oft steckt Borreliose hinter Nervenschmerzen.

Leider kann Borreliose tatsächlich solche Neuropathien (Schmerzen der Nerven und der Muskeln) verursachen. Vor allem, wenn man sie nicht früh genug erkennen und behandeln konnte. Die Borreliose ist wie ein Chamäleon: Es gibt dabei eine unglaubliche Vielfalt von Symptomen. Andererseits gibt es viele andere mögliche Ursachen für solche Schmerzen. Bei Diabetes kommt es sehr oft zu diesen starken Schmerzen an Füßen und Unterschenkeln. Auch bestimmte degenerative und entzündliche Muskelerkrankungen können diese Beschwerden verursachen. Das sollte man in jedem Fall abklären, notfalls mit einer Gewebeprobe aus einem Muskel: einer so genannten Biopsie. Wenn sich da kein krankhafter Befund nachweisen lässt, müsste man noch einmal den ganzen Bewegungsapparat untersuchen.

Waren Sie schon einmal bei einem Arzt, der sich mit manueller Therapie auskennt? Er könnte mit seinen Händen feststellen, wie Ihre Muskelspannung im ganzen Körper ist. Wenn dabei große Unterschiede festgestellt werden oder wenn zum Beispiel ein Beckenschiefstand vorliegt, dann kann sich das auf den ganzen Bewegungsapparat auswirken. Natürlich sind dann auch die Füße betroffen.

Frau Dr. Koch, wie steht die Schulmedizin zur Fußreflexzonenmassage? Ernst genommen wird sicher, dass diese Behandlung angenehm wirkt. Ob dabei gleichzeitig innere Organe stimuliert und in ihrer Funktion verbessert werden, kann ich nicht sagen. Wissenschaftliche Studien, die diese Behauptung beweisen, gibt es jedenfalls nicht.

WISSEN: Manuelle Therapie

Unter manueller Therapie versteht man die Diagnostik und Behandlung von funktionellen Störungen im Bewegungsapparat. Die Untersuchung erfolgt durch die Hände des Arztes (lat. *manus*: die Hand), der darin geschult ist, Verspannungen, Verkürzungen und andere Fehlfunktionen der Muskeln und Gelenke zu ertasten und durch entsprechende Übungen auch zu behandeln.

Fußpilz – kein Tabuthema mehr

Ein weit verbreitetes Übel: Fußpilz.

Frau Dr. Koch, Tabuzone Fuß. Offensichtlich haben Menschen Probleme, über ihre Füße zu sprechen, weil diese vielleicht unangenehm riechen, vielleicht Fußpilz haben. Jeder dritte Mensch hat angeblich Fußpilz. Über Fußpilz muss man reden! Ein weit verbreitetes Leiden. Und es ist gar nicht so einfach, mit Fußpilz fertig zu werden. Fußpilz entsteht nur dort, wo entweder luftdichtes oder falsches, einengendes Schuhwerk getragen wird, oder wo die Füße deformiert sind. Wenn Sie nicht mehr so ganz gerade und schön sind, wie sie sein könnten. An Stellen, wo die Zehen ein bisschen übereinander stehen oder der Fuß sich nicht richtig im Schuh ausbreiten kann. Oft heißt es auch: »Gehen Sie nicht in Schwimmbäder!« Aber Fußpilze sind überall – ohne dass sich sofort jeder ansteckt! Denn der Fuß wird nur befallen, wenn er ständig gedrückt wird oder nicht ideal in den Schuhen steckt.

Haben Pilze also immer dann eine Chance, wenn das Immunsystem schon geschwächt ist? Dann besonders, zum Beispiel bei Diabetikern. Aber auch dort, wo Druckstellen entstehen. Wo der Fuß sich nicht entspannen kann oder zu fest im Schuhwerk sitzt.

Bei der Diagnose Fußpilz ist es ja auf jeden Fall angeraten, eine Kultur anzulegen. Es gibt unterschiedliche Pilzarten, und deshalb braucht man auch unterschiedlich wirkende Mittel. Wenn sich der Pilz einmal eingenistet hat, wird es schwierig. Fußpilz zwischen den Zehen lässt sich mit Spezialmitteln gut behandeln. Problematisch wird es, wenn die Zehennägel befallen sind. Dann muss man auch beim Feilen sehr sorgfältig sein und darauf achten, dass man den nächsten Nagel nicht mit ansteckt. Dafür gibt es Kombipackungen mit kleinen Holzfeilen, Desinfektionsmitteln und einem Anti-Pilz-Lack, samt den entsprechenden Anleitungen. Bei hartnäckigem Befall muss man eventuell entsprechende Medikamente, so genannte Antimykotika, als Tabletten einnehmen. Dadurch kommt das Pilzmittel über das Blut an die Wurzel der Nägel, verbindet sich mit der Nagelsubstanz und verhindert so, dass der nachwachsende Nagel wieder befallen wird. Aber man sollte auch die Schuhe regelmäßig desinfizieren und möglichst täglich die Socken wechseln, am besten Baumwollsocken, die man bei 90 Grad waschen kann.

Lästig und häufig hartnäckig: Nagelpilz.

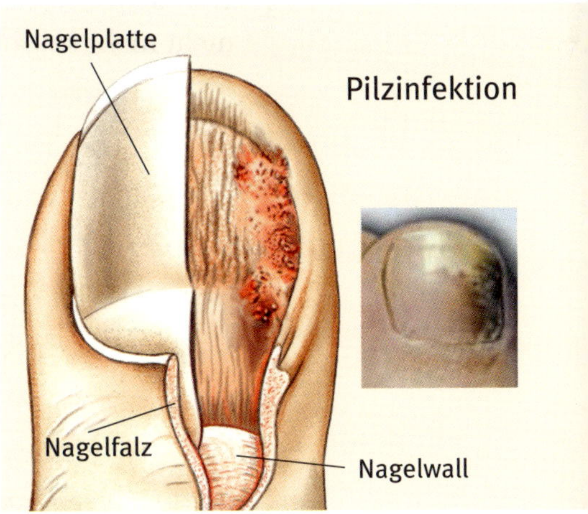

Der »Ballen« (Hallux valgus) – so wird er richtig behandelt

Wir haben noch gar nicht über ein Fußleiden gesprochen, unter dem sehr viele, vor allem ältere Menschen leiden: den Großzehen-Ballen oder, wie er medizinisch heißt, »Hallux valgus« (Hallux = Großzehe, valgus = schief). Frau Dr. Koch, können Sie uns für den Laien verständlich erklären, wie er zustande kommt? Gerne. Dieser Veränderung liegt ein Spreizfuß zugrunde, bei dem der Mittelfußknochen der großen Zehe durch falsche Belastung oder schlechtes Schuhwerk nach außen abweicht und mit dem darüber liegenden Zehenknochen einen immer größer werdenden Winkel bildet. Das dazwischenliegende Gelenk schmerzt und kann sich immer wieder entzünden. Als Folge der Fehlstellung verändert sich auch der übrige Fuß, die Zehen verkrümmen sich oder werden zu »Hammerzehen«.

Fehlbelastungen oder falsches Schuhwerk können schmerzhafte Ballen verursachen.

Über dieses Problem können wir auch mit einer Hörerin sprechen. Frau K., Sie haben eine Hallux-valgus-Operation hinter sich, also eine Korrektur des Zehenballens, die zu Ihrer Zufriedenheit verlaufen ist.

Ja, im Juni letzten Jahres wurde ich operiert. Anschließend habe ich den entsprechenden Spezialschuh getragen und Krankengymnastik verordnet bekommen. Alles ist gut verlaufen! Ich bin sehr zufrieden und kann wieder jeden Schuh anziehen. Nur eines habe ich festgestellt: Seitdem es Winter geworden ist, habe ich vermehrt Kälteschmerzen im Fuß. Und zwar nicht am ganzen Fuß sondern nur auf der Seite der Operation – an der großen Zehe. Der Schmerz zieht nach hinten zur Ferse hin. Das geht soweit, dass ich trotz warmer Füße, an dieser Stelle eiskalt bin. Ich gehe davon aus, dass es eine Durchblutungsstörung ist.

Bei einer solchen Operation müssen auch kleinste Gefäße unterbunden oder mit Strom verschlossen werden, weil sie sonst bluten. So wie Sie das beschreiben, ist es allerdings ungewöhnlich. Bitte gehen Sie zu einem Gefäßspezialisten, der die Dopplertechnik zu Hilfe nehmen kann! Unter Umständen könnte er auch eine Angiografie machen. Dabei wird die Durchblutung des Fußes mit Röntgenmitteln überprüft, um zu sehen, ob ein Stopp vorliegt, den man beseitigen kann. Andererseits, wenn irgendwo ein Gefäß nicht mehr funktioniert, können sich ganz von selbst neue

Hallux valgus: Abweichen der Großzehe, verbunden mit Druckschmerz, Schwielen und schmerzhaften Entzündungen.

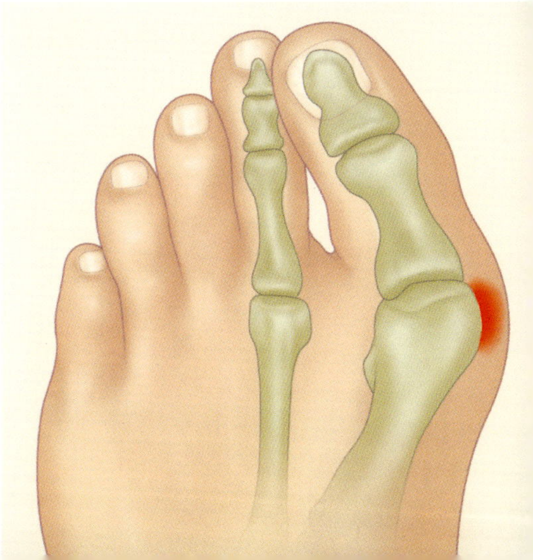

Adern, sozusagen natürliche Bypässe bilden. Sie sollten sich angewöhnen, Ihre große Zehe sehr viel zu bewegen. Die Muskulatur beschäftigen, dann bilden sich meistens wieder neue Arterien. Dass wirklich ein Gefäß durchtrennt wurde, kann man in Ihrem Fall natürlich nicht einfach annehmen, aber es könnte ja sein. Ich würde zuerst zu einem Gefäßspezialisten gehen. Vielleicht nicht unbedingt zu Ihrem Operateur, denn von seiner Seite her …

… sagt der sicher, es ist alles okay.

Das kommt darauf an, aber möglich ist es. Der Gefäßspezialist wird Ihnen dann genau sagen, was Sie tun müssen.

Der Körper ist schon ein Wunderwerk und kann einiges nachliefern von dem, was unter Umständen bei einer Operation beseitigt wurde. Man kann auch im Bereich der Füße Bypassoperationen machen und so winzige Verbindungen erneuern lassen – aber bitte nur von spezialisierten Gefäßchirurgen! Aber vielleicht ist das gar nicht nötig, denn wenn Sie richtig trainieren, kann es gut sein, dass sich neue Gefäße bilden, die die Versorgung wieder richtig übernehmen.

Das wäre dann eine Anschluss-Heilbehandlung. Wurde das auch nach der Operation bei Ihnen angeordnet, Frau K.?

Das ist gemacht worden. Ich hatte zehnmal Gymnastik und dann hat der Arzt noch einmal nachgeschoben und weitere sechs verordnet. Ich bin auch brav hingegangen und habe zu Hause jeden Abend eine Viertelstunde Fußgymnastik gemacht: Die Füße gekreist, auf und ab bewegt, die Zehen eingekrallt und Tücher, Zeitungspapier oder Wäscheklammern mit den Zehen hochgenommen.

Diese Übungen sind gerade nach einer Operation außerordentlich wichtig, um die Beweglichkeit wiederherzustellen. Eine Frage noch: Man hat früher sehr häufig diesen Hallux operiert, indem man das Gelenk herausgenommen und den Mittelfußknochen mit den Zehenknochen irgendwie anders verbunden hat. Ist bei Ihnen das Gelenk erhalten worden?

Ja, bei der Operation wurde ein ganz neues Verfahren angewendet, so dass keine zweite Operation mehr nötig war.

Es gibt verschiedene Methoden. Eine davon nennt sich Austin-Osteotomie. Sie gilt heute als ideal, weil dieses wichtige Gelenk weiterhin funktioniert.

Fußoperationen sollten in spezialisierten Zentren oder von einem Fußchirurgen durchgeführt werden.

RAT: Fußgymnastik stärkt Füße und Zehen

Reservieren Sie täglich 10 bis 15 Minuten nur für Ihre Füße. Lassen Sie sie im Sprunggelenk in beide Richtungen kreisen. Wenn Sie am Boden sitzen, strecken Sie die Beine lang aus, machen abwechselnd die Füße lang und ziehen die Zehen zu sich heran. Versuchen Sie auch, kleine Gegenstände mit den Zehen hochzuheben.

Die zwei daneben liegenden Zehen sind versteift worden. Der große Zeh ist nach wie vor genauso gelenkig wie vorher. Ich bin sehr zufrieden. Es ist nur diese schmerzhafte Kälte im Winter.

WISSEN: Austin-Osteotomie

Je nach Schweregrad und anatomischer Besonderheit der Fehlstellung (Bild links) stehen unterschiedliche Operationstechniken zur Verfügung. Bei der Austin-Osteotomie (»Austin« heißt der Erfinder des Verfahrens; »Osteotomie« bedeutet Knochenschnitt) wird ein kleiner Keil aus dem Mittelfußknochen der großen Zehe herausgeschnitten, der Restknochen dann in die richtige Position gebracht und wieder mit dem Gelenkköpfchen durch Mini-Schrauben verbunden (Bild rechts).

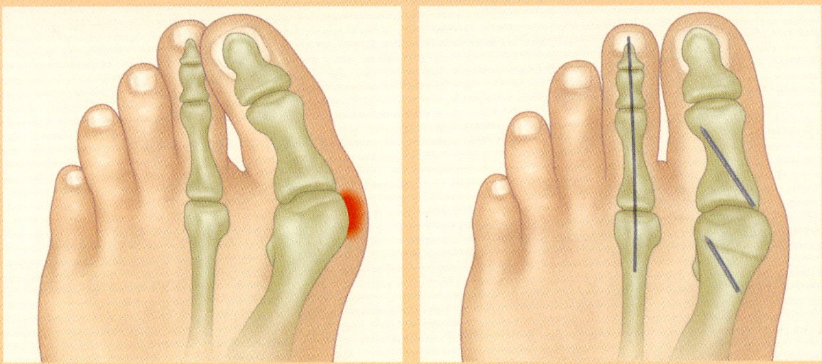

Das wird bestimmt wieder besser werden.

Frau B., auch Sie haben einen schmerzenden »Ballen«?

Ich habe diesen Hallux valgus schon lange. Jetzt fängt er aber an wehzutun. Seit vier Wochen bemerke ich richtige Nervenschmerzen, die fast quälend sind.

Schmerzt es an den »Ballen«? Sind diese rot und geschwollen?

Ja, die »Ballen« schmerzen. Manchmal schon wenn ich sie berühre. Aber geschwollen sind sie eigentlich nicht. Nur rot.

Wenn sich Verformungen im Fuß bilden, können zwischendurch immer wieder solche Entzündungen auftreten. Das passiert dann, wenn die Gelenkstrukturen schlecht aufeinander stehen. Wenn man den Fuß etwas mehr belastet, kann es zu Reibungs- und Entzündungseffekten kommen. Die können zwar wieder vergehen, aber Sie sollten trotzdem zu Ihrem Hausarzt gehen und sich entzündungshemmende Salben verschreiben lassen. Sie wirken meistens ganz gut, weil das Problem ja relativ nah an der Hautoberfläche liegt. Meistens braucht man kein systemisches Anti-Entzündungs-Mittel, wie beispielsweise Aspirin. Hilfreich können auch Quarkumschläge oder Arnikaeinreibungen sein. Und ein guter Orthopädie-Techniker kann Ihnen Ihre normalen Schuhe meist so umgestalten, dass Sie weniger Druck auf dem »Ballen« haben. Sollten die Schmerzen aber immer wieder kommen, müssten Sie mit einem Orthopäden besprechen, ob er eine Operation

Quarkumschläge können Entzündungen lindern.

Mit guten Einlagen kann man trotz Hallux valgus tanzen gehen.

empfiehlt oder ob das eine vorübergehende Sache ist, die sich wieder beruhigt. Immerhin können Sie auch mit einer etwas verformten großen Zehe ohne Weiteres 90 Jahre alt werden. Aber Frau B. möchte ja weiterhin tanzen, wie ich aus meinen Unterlagen ersehen kann. Moderner Tanz ist kein Problem, da benötigt man meines Wissens keine Spezialschuhe. Sondern man tanzt mit normalen Schuhen, die etwas höhere Absätze haben. Und das können Sie ja weiterhin machen. Aber vielleicht brauchen Sie Einlagen. Vielleicht brauchen Sie überhaupt Einlagen, die das weitere Auseinanderweichen dieses »Ballens« verhindern.

Ich trage bereits Einlagen, ohne dass ich das Gefühl habe, dass sie großartig helfen. Noch eine Frage, falls ich mich zu dieser Operation entschließe: Meine Zehen reiben aneinander und ich bekomme sehr schnell Blasen.

Das heißt, die Zehen stehen teilweise übereinander statt nebeneinander?

Wäre das durch eine Operation korrigierbar?

Ja, sicher. Aber bitte gehen Sie in ein Zentrum, in dem solche Fußoperationen sehr oft gemacht werden. Das ist sehr wichtig. Und nehmen Sie bitte auch die Anschluss-Heilbehandlung sehr ernst – nur dann ist der Erfolg sicher.

Und Adressen kann ich über die Ärztekammer erfahren?

Adressen finden Sie im Anhang dieses Buches ab Seite 45.

Der Fersensporn – jeder Schritt tut weh

Der Fersensporn – ein Problem, das bei vielen Menschen Beschwerden verursacht. Wie kommt er eigentlich zustande?

Ein Fersensporn bildet sich, wenn eine Fehlstellung des Fußgewölbes vorliegt. Es kommt zu einem besonderen Zug an der unten am Fuß liegenden Sehnenplatte, der schließlich zu einer Verknöcherung des Sehnenansatzes führt.

Ich habe seit Jahren immer wieder Fersenschmerzen, ausgelöst durch Fersensporne. Die Schmerzen sind morgens direkt nach dem Aufstehen am schlimmsten und dauern monatelang – bis sie plötzlich wieder verschwinden.

Zunächst einmal müsste man Ihre Ferse an der Stelle entlasten, wo sich der Fersensporn bildet. Es gibt Spezialeinlagen, die genau an der Stelle eine Art Loch haben, an der sich der Fersensporn befindet, und dadurch entlasten.

Mein Orthopäde hat mir bereits Einlagen verschrieben, nur kann ich damit überhaupt nicht gehen. Es ist schon so weit, dass ich nur noch feste Wanderschuhe mit weichen Gummi-Einlagen anhabe.

Dann müssten Sie noch einmal zu Ihrem Orthopäden gehen und ihm sagen, dass diese Einlagen nicht das Wahre sind. Denn dauernd verrutschen dürfen sie nicht. Man muss sie einfach besser präparieren. Oder aus einem anderen Material fertigen. Sie sollten zu einem Orthopädietechniker gehen. Er passt Ihnen die Einlagen perfekt an. Das wäre die eine Sache. Man kann diesen Fersensporn natürlich auch anderweitig behandeln. Hier hat sich der Einsatz von Ultraschall sehr bewährt. Ist das bei Ihnen einmal gemacht worden?

Nein, ich habe bis jetzt Spritzen in die Ferse bekommen – das war noch schlimmer als der Fersensporn selbst. Und hat überhaupt nichts geholfen. Eine Zeitlang hat Akupunktur die Schmerzen gelindert. Nur möchte ich eigentlich die Ursache beseitigen.

Ein Fersensporn ist eine Verknöcherung des Sehnenansatzes am Fersenbein.

Ja, und diesen Kalk loswerden. Und da müssten Sie bitte noch einmal mit einem Orthopäden sprechen. Es gibt die Möglichkeit, mit Röntgenstrahlen zu behandeln. Oder mit Ultraschall. Das sind ziemlich harte Ultraschallwellen, die – ich sage es jetzt ganz primitiv – den Kalk ein bisschen lockern und dann dafür sorgen, dass er

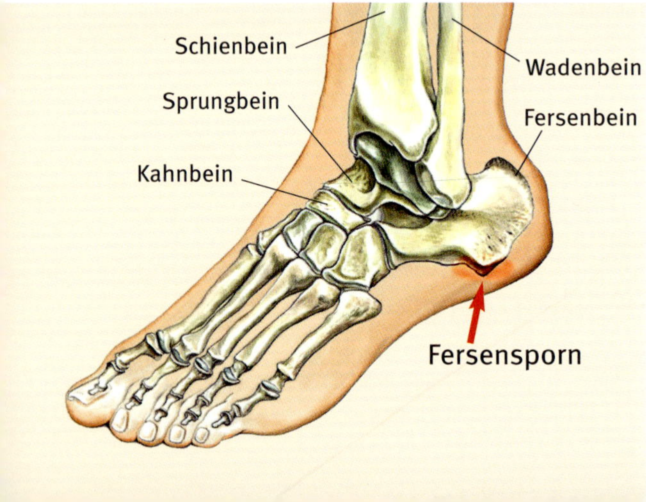

sich auflöst. Es gibt auch operative Methoden, zum Beispiel eine Spaltung der Sehnen. Aber ich bin der Meinung, dass ein Fersensporn erst als aller-allerletzte Möglichkeit operiert werden sollte. Es gibt andere Methoden.

Frau R., Sie sind Konditormeisterin, das heißt, Sie sind schon sehr früh sehr viel auf den Beinen? Und beanspruchen auch Ihre Füße viel und nicht nur Ihre Hände?

Ja, natürlich. Ich hatte immer gutes Schuhwerk, bin sehr viel barfuß gelaufen. Wobei der Orthopäde gemeint hat, das wäre für mich mit meinem Senkfuß ganz schlecht. Vor allem wäre es schlecht für den Fersensporn.

Weil Sie ja direkt auf diesen Sporn treten. Deswegen: Das Wichtigste für Sie wären richtige Einlagen, die gut angepasst und aus einem anständigen Material gefertigt sind, damit Sie in Ihrem Schuh nicht mehr herumrutschen.

Einlagen mindern den Druck auf den Fersensporn.

Ich habe einen orthopädischen Schuster am Telefon. Herr S., was sagen Sie denn zu der Dame, mit der wir gerade gesprochen haben? Kann man das in Ordnung bringen?

Ja – ganz simpel. Das Problem ist einfach, dass sehr viele Ärzte sich das gar nicht richtig ansehen. Wenn heute jemand mit einem Fersensporn kommt, dann heißt es »Aha, da machen wir hinten ein Weichpolster«, und fertig. Und leider gehen die meisten Leute dann nicht wieder hin, um zu sagen, dass es nicht funktioniert.

Sprunggelenks- und andere Arthrosen

Gelenkabnutzung, also Arthrose, ist eine weitere häufige Ursache für schlimme Schmerzen. Frau M., was plagt Sie?

Ich hatte vor 20 Jahren einen Unfall, bei dem der Unterschenkelknochen etwas über dem Sprunggelenk gebrochen war. Seit einigen Jahren bekomme ich bei längeren Spaziergängen üble Schmerzen am Knöchel. Jetzt hat mein Orthopäde etwas von einem Eingriff zur Versteifung des Gelenks gesagt. Seiner Meinung nach könnten meine Beschwerden nur so gelindert werden.

Bei starker Arthrose hilft nur ein künstliches Gelenk.

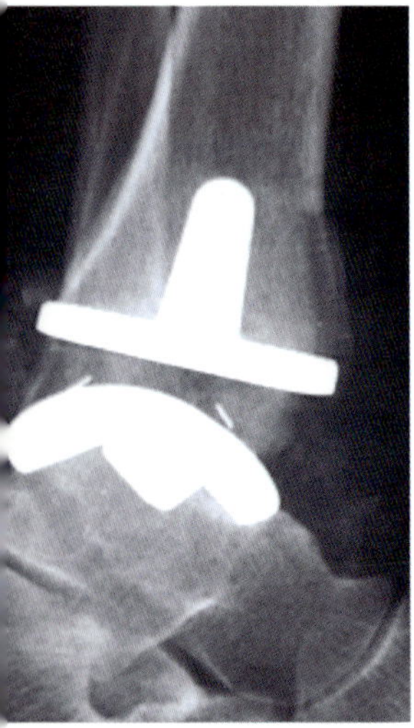

Offensichtlich hat sich nach dem Unfall im Lauf der Zeit eine Arthrose des Sprunggelenks gebildet. Das ist sehr häufig der Fall, wenn die Knochen nicht mehr ganz präzise aufeinander stehen. Meines Wissens haben die Orthopäden heute die Möglichkeit, auch dieses obere Sprunggelenk mit einem künstlichen Gelenk, also mit einer so genannten Endoprothese, zu versorgen. Das würde bedeuten, dass Sie, im Gegensatz zu einer Versteifung, das Gelenk auch weiter abbiegen könnten und Ihr Gang dadurch natürlich bliebe.

Ob das bei Ihnen machbar ist, können Ihnen Spezialisten für Fußchirurgie in einem entsprechenden Zentrum sagen.

Herr S., auch Sie haben Probleme mit den Gelenken?

Ja, bei mir geht es um das Großzehengrundgelenk am linken Fuß: Der ganze Knorpel war zerstört und verursachte höllische Schmerzen. Alles war rot und geschwollen, so dass ich gar nicht mehr laufen konnte. Schließlich ging ich in die Klinik zum Röntgen, um zu klären, wo genau das Problem eigentlich liegt. Und dabei kam ganz klar heraus, dass die Ursache eigentlich eine Fehlstellung von Schultern und Wirbelsäule war. Leider war die Arthrose schon so weit fortgeschritten, dass nur noch eine Operation in Frage kam. Vor zwei Wochen wurden die beiden Knochen dann abgeschnitten und ein Keramikgelenk eingesetzt. Eine so genannte Moje-Prothese. Sie ist hervorragend – aber kostet immerhin 680 Euro. Ich passe zwar noch nicht wieder in normale Schuhe, aber das Gelenk funktioniert einwandfrei. Was kann ich jetzt tun, damit die Beweglichkeit wieder optimal hergestellt wird?

Am besten wenden Sie sich an ein Zentrum für Fußchirurgie, das es sicher auch in Ihrer Nähe gibt *(siehe Adressen auf Seite 45)*. Zwei Wochen Reha sollten Sie aber auf jeden Fall einplanen. Entweder stationär als Anschluss-Heilbehandlung oder ambulant bei einem Physiotherapeuten.

»Der Fuß ist ein Meisterwerk göttlicher Architektur.«
Salvatore Ferragamo, Schuhdesigner

Glossar

Angiografie: Röntgendarstellung von Blutgefäßen

Austin Osteotomie: Spezielle Ballenoperation

»Ballen«: Abweichung des Großzehen-Grundgelenks durch Fehlbelastung

Borreliose: Durch Zecken verursachte Infektionskrankheit

Diabetes: Zuckerkrankheit

Fersensporn: Verknöcherung des Sehnenansatzes an der Ferse

Fußgewölbe: Durch Knochen, Muskeln und Bänder geformte Hochstellung der Fußsohle

Fußpilz: Pilzinfektion von Haut und/oder Fußnägeln

Hallux valgus: Wörtlich: »schiefe Großzehe«; »Ballen«

Hornhaut: Verdickung der Haut aufgrund von Belastung

Hühnerauge: Schmerzhafte Hornhautverdickung mit in die Tiefe gerichtetem Sporn

Lymphödem: Schwellung von Gliedmaßen durch Stauung in den Lymphgefäßen

Pedographie: Methode zur Erfassung der Belastung von Fußabschnitten

Plattfuß: Absinken des gesamten Fußgewölbes

Polyneuropathie: Chronischer Schmerz im Bereich mehrerer Nerven

Rhagade: Schmerzhafter Riss in der Haut der Fußsohle

Senkfuß: Absinken des Fußgewölbes in der Längsrichtung

Spreizfuß: Absinken des Fußgewölbes in der Querrichtung

Sprunggelenke: Übergangsgelenke zwischen Bein und Fuß

Hilfreiche Adressen

Arbeitsgemeinschaft Diabetischer Fuß in der Deutschen Diabetes-Gesellschaft (DDG) e.V.
Jakob-Kneip-Straße 144
40595 Düsseldorf
www.ag-fuss-ddg.de
Alles rund um diabetische Fußkomplikationen – einschließlich medizinischer Leitlinien für die ärztliche Versorgung

Bayerischer Rundfunk
Gesundheitsgespräch
www.bayern2.de/gesundheitsgespraech
Leicht verständliche, umfassende Basisinformation zum Thema Füße; Navigation über Suchwort

Deutsche Assoziation für Fuß und Sprunggelenk e.V. – D.A.F.
Klinik für Orthopädie der Friedrich-Schiller-Universität Jena
Klosterlausnitzer Straße 1
07607 Eisenberg
www.daf-online.de
Eigentlich nur für Ärzte – interessante Informationen für informierte Laien über das Archiv

Deutsche Gesellschaft für Orthopädie und Orthopädische Chirurgie e.V.
Langenbeck-Virchow-Haus
Luisenstraße 58–59
10117 Berlin
www.dgooc.de
Alle medizinischen Leitlinien zur ärztlichen Versorgung rund um orthopädische Erkrankungen des Fußes

Deutsche Schmerzliga e.V.
Adenauerallee 18
61440 Oberursel
www.schmerzliga.de
Beste Informationen rund um chronische Schmerzen – Schmerztherapeuten/Arztsuche bundesweit

Gesellschaft für Fußchirurgie e.V.
Gewerbegebiet 18
82399 Raisting
www.gesellschaft-fuer-fusschirurgie.de
Umfassende und leicht verständliche Fuß-Infos mit Bildern – für Laien geeignet

Kassenärztliche Bundesvereinigung
Herbert-Lewin-Platz 2
10623 Berlin
www.kbv.de
Bietet ein bundesweites Arztsucheportal im Internet – spezielle Anfragen nach »Fußchirurgen« über die jeweiligen telefonischen Patientenhotlines der Landeskassenärztlichen Vereinigungen.

Nationale Kontakt- und Informationsstelle zur Anregung und Unterstützung von Selbsthilfegruppen NAKOS der Deutschen Arbeitsgemeinschaft Selbsthilfegruppen e.V.
Wilmersdorfer Straße 39
10627 Berlin
www.nakos.de
Hier finden Sie Unterstützung bei der Suche nach Selbsthilfegruppen und auch bei der Gründung

Zentralverband der Podologen und Fußpfleger Deutschlands e.V.
Schaumburgstraße 14–16
45657 Recklinghausen
www.zfd.de
Suchmaschine für Podologen und medizinische Fußpflege anhand der Postleitzahl

ÖSTERREICH

Kinderfüsse-Kinderschuhe
Morzgerstr. 61
A–5034 Salzburg
www.kinderfuesse.com
Umfassende Informationen zum Kauf passender Kinderschuhe; alles über Anatomie und Bedürfnisse der kleinen Füße

Österreichische Gesellschaft für Fußchirurgie
Alserstraße 43/8
A–1080 Wien
www.fussgesellschaft.at
Leicht verständliche Informationen über die wichtigsten Fußerkrankungen

Österreichische Gesellschaft für Sportmedizin und Prävention
Auf Der Schmelz 6
A–1150 Wien
www.sportmedizingesellschaft.at
Sportarztsuche in allen österreichischen Bundesländern

SCHWEIZ

Klinik und Poliklinik für Orthopädische Chirurgie
Inselspital
CH–3010 Bern
www.orthopaedie.insel.ch
Individuelle Beratung nur über persönlichen Kontakt

Schweizerische Gesellschaft für Chirurgie und Medizin des Fußes
Orthopädische Universitätsklinik / Behandlungszentrum Bewegungsapparat
Spitalstraße 21
CH–4031 Basel
www.sfas.ch
Hier finden Sie auch für den Laien leicht verständliche Informationen über orthopädische Fußerkrankungen

Register

Impressum

© 2008 GRÄFE UND UNZER VERLAG GmbH, München
Alle Rechte vorbehalten. Nachdruck, auch auszugsweise, sowie Verbreitung durch Film, Funk, Fernsehen und Internet, durch fotomechanische Wiedergabe, Tonträger und Datenverarbeitungssysteme jeder Art nur mit schriftlicher Genehmigung des Verlages.

Programmleitung:
Ulrich Ehrlenspiel
Redaktion: Corinna Feicht
Lektorat: Margarethe Brunner
Bildredaktion:
Daniela Jelinek
Layout: independent Medien-Design, Claudia Hautkappe
Herstellung: Gloria Pall
Satz: schroeder & partner, München
Repro: Longo AG, Bozen
Druck und Bindung:
Kaufmann, Lahr
ISBN 978-3-8338-1107-4
1. Auflage 2008

GRÄFE UND UNZER

Ein Unternehmen der
GANSKE VERLAGSGRUPPE

Wichtiger Hinweis:

Die Gedanken, Methoden und Anregungen in diesem Buch stellen die Meinung bzw. Erfahrung des Verfassers dar. Sie wurden vom Autor nach bestem Wissen erstellt und mit größtmöglicher Sorgfalt geprüft. Sie bieten jedoch keinen Ersatz für persönlichen kompetenten medizinischen Rat. Jede Leserin, jeder Leser ist für das eigene Tun und Lassen auch weiterhin selbst verantwortlich. Weder Autor noch Verlag können für eventuelle Nachteile oder Schäden, die aus den im Buch gegebenen praktischen Hinweisen resultieren, eine Haftung übernehmen.

Bildnachweis:

Fotos:
A1 PIX: S. 20; Corbis: S. 6; Focus/SPL: S. 2; Getty: S. 27; Hellmut Ruck GmbH: S. 25; Interfoto: S. 11; Jump: S. 14; Mauritius: S. 10; Dieter Mayr: U1/U4, S. 4 (li + re.); Medicalpicture: S. 42; Okapia: S. 27 (li. o.); Riediger Fotofinder: S. 31, 40; Science Pictures: S. 22
Illustrationen:
Ingrid Schobel, München
S. 9, 15 (li., re.), 33, 36 (li. , re.)

DAS ORIGINAL MIT GARANTIE GU

Unsere Garantie

Alle Informationen in diesem Ratgeber sind sorgfältig und gewissenhaft geprüft. Sollte dennoch einmal ein Fehler enthalten sein, schicken Sie uns das Buch mit dem entsprechenden Hinweis an unseren Leserservice zurück. Wir tauschen Ihnen den GU-Ratgeber gegen einen anderen zum gleichen oder ähnlichen Thema um.

Liebe Leserin und lieber Leser,

wir freuen uns, dass Sie sich für ein GU-Buch entschieden haben. Mit Ihrem Kauf setzen Sie auf Qualität, Kompetenz und Aktualität unserer Ratgeber. Dafür sagen wir Danke! Wir wollen als führender Ratgeberverlag noch besser werden. Daher ist uns Ihre Meinung wichtig. Bitte senden Sie uns Ihre Anregungen, Ihre Kritik oder Ihr Lob zu unseren Büchern. Haben Sie Fragen oder benötigen Sie Rat? Wir freuen uns auf Ihre Nachricht!

Wir sind für Sie da!

Montag–Donnerstag: 8.00–18.00 Uhr;
Freitag: 8.00–16.00 Uhr
Tel.: 0180-5005054*
Fax: 0180-5012054*
*(0,14 €/Min. aus dem dt. Festnetz/Mobilfunkpreise können abweichen.)
E-Mail:
leserservice@graefe-und-unzer.de

P.S.: Wollen Sie noch mehr Aktuelles von GU wissen, dann abonnieren Sie doch unseren kostenlosen GU-Online-Newsletter und/oder unsere kostenlosen Kundenmagazine.

GRÄFE UND UNZER VERLAG
Leserservice
Postfach 86 03 13
81630 München